Heilfasten nach Mutter Hautberg
Mentales Durchhaltebuch

AF176115

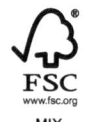

Mutter Hautberg

Heilfasten nach Mutter Hautberg

Mentales Durchhaltebuch

Bibliografische Information der Deutschen Nationalbibliothek
Die Deutsche Nationalbibliothek verzeichnet diese Publikation in der Deutschen Nationalbibliografie; detaillierte bibliografische Daten sind im Internet über http://dnb.d-nb.de abrufbar.

ISBN 9783755741343

Lieber Fastenwillige,

nicht umsonst ist das Fasten auf der ganzen Welt bekannt und wurde in verschiedene Religionen eingewoben. Fasten bedeutet auch innere Einkehr und die Erkenntnis, dass Verzicht nicht Nichts bringt, sondern Alles.
Der Körper regeneriert sich und selbst das Wachstum von Krebszellen wird minimiert und das Immunsystem neu gestartet.
Doch aller Anfang ist schwer. Wie startet man ins Fasten? Was sollte man beachten und vor allem, wie hält man das Ganze durch?
Und genau um letztere Frage geht es in diesem Werk. Konzipiert ist es für 40 Fastentage.
Jeden Tag werde ich Dir Energie senden und Dir Mut und Kraft zusprechen.

Viel Spaß, Freude und guten Segen.

Deine Mutter Hautberg.

Dein erster Fastentag

Ach komm, das bekommst Du schon hin.
Scheiß auf Essen. Am Ende steht doch eh
die Toilette und die ist bei Dir doch
sowieso stets eingesaut. Alleine aus
diesem Grund darfst Du nichts zu Dir
nehmen.

Putz einmal Deine Toilette.

Dein zweiter Fastentag

Guck mal, einen Tag hast Du schon geschafft. Dann sind die restlichen 39 Tage doch nur noch ein Katzensprung!

Bei starkem Hunger stelle Dir 4 Lebensmittel vor, die Du hasst.

Dein dritter Fastentag

Schau aus dem Fenster und betrachte die Menschen. Die da draußen sind alle fett. Gut, dass Du was dagegen machst!

Dein vierter Fastentag

Bravo, wer den vierten Tag schafft, der schafft auch das Zehnfache. So sprach einmal David Hasselhoff. Ob er damit das Fasten meinte, ist nicht bekannt!

Dein fünfter Fastentag

Sieh es mal so: Du bekommst auf jeden Fall in diesem Monat keine Lebensmittelvergiftung!

Dein sechster Fastentag

Hunger wirst Du wahrscheinlich nicht mehr so stark spüren. Merkst Du wie Deine Haut besser wird und Du irgendwie eine bessere Stimmung hast? Erfreue Dich daran.

Dein siebter Fastentag

Fang bitte an, Deine Vorratsschränke nun
zu sortieren. Ungesundes: Wegwerfen.
Gesundes: Behalten.

Dein achter Fastentag

Wie viele Kilos hast Du schon verloren?
Hast Du Dich überhaupt schon
gewogen?
Hol Dir daraus Deine Motivation.

Dein neunter Fastentag

Ich bin stolz auf Dich und weiß, Du schaffst es.

(Wenn nicht: Kopf ab!)

Dein zehnter Fastentag

Das was Du nicht isst, isst Du auch keinem
armen afrikanischem Kinde weg!

Dein elfter Fastentag

Heute ruf einmal ein paar alte Freunde,
Bekannte und Verwandte an und erzähl
von Deinem Fastenerfolg.

Dein zwölfter Fastentag

Zeit um beim Hausarzt ein Blutbild machen zu lassen. Du wirst erstaunt sein.

Dein dreizehnter Fastentag

Die 13 ist ja meist unglücksbelastet. Lass es eher ein Glückstag sein und faste weiter.

Dein vierzehnter Fastentag

Mein Befehl für diesen Tag: Durchhalten, Durchhalten, Durchhalten.

Dein fünfzehnter Fastentag

Geh doch mal in die Natur und atme die Luft, als würdest Du sie verspeisen. Klingt blöd, sieht dumm aus, aber schmeckt gut.

Dein sechzehnter Fastentag

Auf diese Seite habe ich massive Energie
gestrichen. Reib diese ab und spüre
nach. Du wirst mich spüren.

Dein siebzehnter Fastentag

Willst Du jetzt schon aufhören und wieder mit dem Essen anfangen? Ja, echt? Nun, ich weiß, wo Deine Kinder zur Schule gehen und...

Dein achtzehnter Fastentag

Welche Veränderungen nimmst Du jetzt an Dir wahr? Benötigst Du meine Worte überhaupt noch oder bist Du schon im Fastenrausch?

Dein neunzehnter Fastentag

Fast die Hälfte der Fastenzeit hast Du nun schon erreicht. Dein Körper ist viel gesünder als zuvor und auch ein Bierchen würde heute recht stark knallen. Trinken ist auf jeden Fall nicht essen. Gönn Dir!

Dein zwanzigster Fastentag

Na, verkatert? Wenn ja, alles richtig gemacht. Du wirst aber auch merken, dass dieser Kater viel schneller weg ist als sonst.

Dein einundzwanzigster Fastentag

Wenn Du Dich heute schwach fühlst und
irgendwie komisch: Sende mir an
kawlan@hotmail.de einfach einen
Amazongutschein per Email.
So wird es Dir besser gehen.

Dein zweiundzwanzigster Fastentag

Google nach Fastenberichten und schau Dir an, was die anderen Leutchen für Versager sind. Nun, sie waren nicht Du und sie hatten auch nicht dieses Buch.

Dein dreiundzwanzigster Fastentag

Nun isst Du nichts mehr und es müsste sich auch im Geldbeutel positiv bemerkbar machen. Spare doch das Geld für den Amazongutschein an mich, den Du noch nicht an mich geschickt hast.

Dein vierundzwanzigster Fastentag

Heute zeige ich Dir einen weiteren und guten Nebeneffekt Deines Fastens auf: Du hast keine Blähungen!

Dein fünfundzwanzigster Fastentag

Wie sieht es mit Deiner Masturbation und Deinem Sexleben aus? Besser oder schlechter?

Dein sechsundzwanzigster Fastentag

Würde Dir gerne gerade Deinen Bauch streicheln, Dir auf den Nabel klopfen und Dich mit einer Massage wärmen.

Dein siebenundzwanzigster Fastentag

Spanne Deinen Bauch heute bewusst 15 mal an!

Dein achtundzwanzigster Fastentag

Geh heute mal einkaufen und kauf
schon mal für Dein Fastenende ein.
Vorfreude kann auch Motivation sein.

Dein neunundzwanzigster Fastentag

Freu Dich doch einfach einmal über
Deinen Erfolg. Los, mach!

Dein dreißigster Fastentag

Willkommen in Deinem dreißigsten Fastentag. Das schaffen nicht viele. Du hast es geschafft und deshalb ein dreißigfaches Hurra:

Hurra, Hurra

Dein einunddreißigster Fastentag

Mach einmal ein Nacktfoto von Dir und nimm es als Handyhintergrund.

Dein zweiunddreißigster Fastentag

Du hast sicher 25 Kilo abgenommen, hast nun strahlende Haut und wirst ständig überall angemacht. Nun solltest Du auch einmal zum Friseur gehen um Deine Frisur Deinem Körper anzupassen.

Dein dreiunddreißigster Fastentag

Die 33 ist eine Schnapszahl. Trink bitte einen Lüdden für mich.

Dein vierunddreißigster Fastentag

Heute ist Dein Glückstag. Auf dieser Seite habe ich für Dich viel Energie imprägniert. Ein fingerkuppengroßes Stück des Papiers ist so eingewirkt, dass es bei Berührung auf Dich überperlt.

Dein fünfunddreißigster Fastentag

Badewanne mit sehr heißem Wasser
füllen und sich hineinlegen. Das kurbelt
den Kreislauf an und schüttelt die letzten
Gramm ab.

Dein sechsunddreißigster Fastentag

Im Gedränge kommst Du nun viel besser klar. Durch Deinen minimierten Körperumfang bist Du der Aal in der Gesellschaft.

Dein siebenunddreißigster Fastentag

Eine Mutter hatte mal 37 Kinder. 36 haben ihr nicht nur die Haare vom Kopf gegessen, sondern die ganze Mutter auf. Das andere Kind ist genauso cool, wie Du.

Dein achtunddreißigster Fastentag

Um aus Deiner Fastenzeit das Beste herauszuholen, solltest Du nicht nur den inneren Ballast abwerfen, sondern auch die negativen Einflüsse Deines Lebens eruieren und beseitigen. Womit fängst Du an?

Dein neununddreißigster Fastentag

Finde einen Menschen, den Du mit Deiner Begeisterung anstecken kannst. Gib ihm dieses Buch dann übermorgen weiter!

Dein vierzigster Fastentag

Fertig! Gut! Fein! Bester Fastenmensch!